AUTODISCIPLINA SIN ESFUERZO

APROVECHA EL PODER DE LA MENTE
SUBCONSCIENTE. DESCUBRE LAS TÉCNICAS
SECRETAS PARA SUPERAR LA POSTERGACIÓN,
ALCANZAR TUS OBJETIVOS, Y CONSTRUIR HÁBITOS
DE ÉXITO PARA TRIUNFAR EN LA VIDA, Y EN LOS
NEGOCIOS

MANUEL DEL POZO

ÍNDICE

información contenida en este documento, incluidos, entre otros, - errores, omisiones o inexactitudes.

INTRODUCCIÓN

La autodisciplina se construye día a día con la constancia. Tener autodisciplina requiere de fuerza de voluntad y responsabilidad consigo mismo para lograrla.

Ser autodisciplinado es aplicar las acciones necesarias, para lograr los objetivos; es mejorar los hábitos de vida; es incluir nuevas responsabilidades y cumplirlas, sabiendo que al hacerlas dejarán un resultado positivo.

Cuando no se tiene la costumbre de ser autodisciplinado, puede ser un poco difícil empezar, para ello es que se preparó este trabajo donde en diez capítulos se divide todo lo esencial que requiere hacerse autodisciplinado y aplicarlo día a día con herramientas que están dentro de cada uno y servirán para lograr lo que proponga.

Para ello se requiere tener mentalidad positiva. La negatividad tiene que quedarse afuera, esa mala energía no provoca nada saludable, al contrario, arruina los sueños.

Pero adoptar una conducta positiva permite que todos los esfuerzos y la perseverancia sean más fáciles de llevar, incluso se puede disfrutar del camino.

La autodisciplina, exige que se aprenda a tener los propósitos hechos con planes de acción y no por impulso, ser impulsivo no deja nada bueno, porque se pueden tomar decisiones que no sean del todo beneficiosas para los objetivos.

Sabiendo que se es autodisciplinado, se pueden plantear objetivos realistas que puedan ser alcanzados, de acuerdo a la capacidad de cada uno. Hechos con la mente enfocada y teniendo la claridad de lo que se quiere alcanzar.

No todo es emprender objetivos para alcanzar el éxito, la abundancia o la independencia. Los objetivos van en el cuerpo, por eso la autodisciplina recomienda cuidarse, incluyendo el deporte en las metas del día, así como el control de los vicios y la alimentación inadecuada.

Ser autodisciplinado es una forma de mejorar todo el entorno de cada uno, y aprender a serlo en el día a día es fácil, a continuación se narrará cómo hacerlo.

¿QUÉ ES LA AUTODISCIPLINA? FUNDAMENTOS BÁSICOS

*L*a autodisciplina son todas las acciones que se comprenden conscientemente para buscar alcanzar los objetivos. Tiene mucha relación con el correcto uso de la fuerza de voluntad.

Son esas acciones que se hacen a diario y se van forjando con el paso de los días, solo con la finalidad de lograr alcanzar los propósitos personales.

Tener autodisciplina, es necesario para lograr las metas. Cuando se tiene disciplina personal hay un esfuerzo constante por mejorar.

Siempre que se tenga un esfuerzo adicional que se encamine a una meta determinada, se está poniendo en marcha la autodisciplina.

La autodisciplina, también exige que se analice la efectividad de las estrategias que se están aplicando, para determinar su efectividad y hacer ajustes si ser necesario.

Tener autodisciplina es clave para el desarrollo

Se deben adoptar disciplinas de acuerdo a la exigencia en una determinada labor, así como cuando se es empleado, se tiene la consciencia de que se entra a determinada hora; hay tantos minutos para comer y descansar; se sale a tal hora y toda una serie de normas que se deben cumplir.

Es parte de una disciplina que sirve para formarse y avanzar a la autorrealización. Pero la autodisciplina va más allá, se establecen metas que solo evalúa la persona que la pone en práctica.

Es como aprender otro idioma, estudiar un tema nuevo, hacer un magister, perder peso, hacer ejercicio, leer más, si no se hace de verdad, entonces será un autoengaño.

Por eso se define como autodisciplina, es la disciplina que tiene cada individuo para cumplir sus propias metas.

Los beneficios de tener autodisciplina

Una persona que no tiene disciplina, pierde muchas posibilidades de alcanzar el éxito y crecer como individuo.

No importa la inteligencia que se pueda tener, ni las capacidades, cuando no hay un orden entonces va a ser muy difícil alcanzar los objetivos, asimismo el evadir responsabilidades no es una opción viable para alcanzar las metas.

Estos son los beneficios de tener autodisciplina:

Es un hábito fácil de mantener

Cuando se crea la costumbre de la autodisciplina en cualquier actividad, el hacer algo de manera continua va formando hábitos marcados en la vida.

El inicio es lo más difícil porque se está creando la adaptación interna. En especial, cuando la persona ha estado aferrada a comportamientos erráticos, sin planificación de agendas. Pero con la perseverancia constante se empieza a desarrollar

Cuando se van completando tareas sin fallar, se llega un momento en el que el cambio va a ser evidente.

Cuando se llega a la altura de las grandes exigencias se pueden tener mayores oportunidades.

Se cree en los proyectos propios

Es fácil creer en los proyectos ajenos, pero no es tan fácil creer en los propios.

Lograrlo exige esperanza, optimismo y ganas de triunfar.

Creer en los proyectos y los objetivos ya es la mitad del camino recorrido, es manifestar la fuerza de la inteligencia propia.

Con las tecnologías actuales la organización es fácil de hacer, con aplicaciones, desde el teléfono móvil se pueden controlar, son programas donde se colocan los compromisos y propósitos.

Hay herramientas que ayudan a enfrentar al negativismo y esas dudas que aparecen cuando se trabaja en las aspiraciones, Estas herramientas se basan en afirmaciones que ayudan a aumentar la autodisciplina y que se tenga confianza en lo que se hace.

Forma carácter de ganador

Los ganadores en cualquier área de la vida poseen una actitud de hierro, son capaces de enfrentar las dificultades con carácter y jamás pierden de vista lo que quieren conseguir.

Es algo que se puede alcanzar con autodisciplina, es aprender a exigirse a sí mismo y no tenerle miedo a los obstáculos, siempre estar abierto a asumir más responsabilidades de acuerdo al crecimiento personal, es así que se forja el carácter de un ganador.

Aumenta la motivación

Es estar motivado así hayan obstáculos.

En el desarrollo de las metas se consiguen trabas que hay que sortear, esto puede reducir la motivación, y hacer que se termine desistiendo de los sueños.

Pero esto se puede superar con la autodisciplina, cuando se concentra en metas, así el ánimo no sea el mejor en ese momento. Al final se llega a un punto en el que la mente se alinea y aparece de nuevo la motivación.

El desarrollo emocional necesita entre sus ingredientes de la autodisciplina. Hacer el trabajo con constancia todo el tiempo, deja como resultado concentración en lo que se hace y se olvidan los problemas.

Marca la diferencia

Cada quien escoge lo que quiere para su vida.

Alguien con autodisciplina puede detenerse un momento a analizar las personas con y sin disciplina, para descubrir pronto que la disciplina ha jugado un rol importante en sus vidas.

No importa el éxito que se tome en cuenta en estas personas, uno de los ingredientes principales que usó fue la autodisciplina.

Todos los deseos requieren de ajustes en la vida para poderlos hacer, necesitan acciones que encaminen en la ruta a la autodisciplina.

Se ponen los pies en la tierra

Hay personas que viven en mundos de fantasía, donde esperan magia para poder lograr sus objetivos, pero no hay una disposición en sus acciones para que se empiecen a materializar.

Estas personas ven el tiempo irse como arena entre sus manos y al final terminan resentidos por no haber logrado nada con sus vidas, no reconocen que lo que necesitan es autodisciplina para lograr los objetivos.

La autodisciplina pone los pies en la tierra, esto quiere decir que se tiene consciencia de las tareas que se van a hacer y se puede medir la efectividad constantemente.

La autodisciplina lleva a los resultados que se desean.

Ayuda a superar problemas complejos

En la vida hay problemas que son inevitables y toca confrontarlos, especialmente cuando se buscan los propósitos grandes.

Hay que tener consciencia de que esto es algo normal, es parte del crecimiento y antes de caer en una depresión por el obstáculo, toca enfrentarlo y superarlo.

Al tomar este camino de ser disciplinado, las respuestas comienzan a salir a la luz y las soluciones son viables y hasta fáciles.

2

EL PODER DE LA MENTALIDAD POSITIVA

*L*a mentalidad positiva es una cualidad de las personas triunfadoras. Una persona que tiene pensamientos positivos podrá enfrentar todos los obstáculos que puedan presentarse, lo hace con valentía, sabiduría y determinación, todo con tal de lograr metas que logren la autorrealización.

¿Qué es tener una mente positiva?

La mente positiva es creer en sí mismo, sabiendo que se pueden lograr las metas que se propongan, es tener una visión positiva del mundo, concentrarse en las cosas buenas y aprovechar las oportunidades que se presentan en el entorno todo el tiempo.

Eliminar la mentalidad negativa e instaurar una mente positiva

Estos son unos consejos vitales para liberarse de la mentalidad negativa:

Expresar gratitud

Esta es una de las formas más fáciles de incrementar la positividad. Expresar gratitud libera inmediatamente cualquier negatividad que se tenga.

La gratitud pone de forma instantánea en contacto con el sentimiento del amor, donde hay amor lo negativo desaparece.

La mejor manera de implementar la gratitud es expresarla tras cada amanecer, es un saludo al sol, a la vida, a las aves que trinan en el cielo.

Cada mañana se pueden expresar diez agradecimientos. La lista se puede hacer en voz alta o decirlas en la mente, son agradecimientos que tienen que venir desde el corazón. Quien lo haga puede cerrar los ojos mientras pronuncia los dice con la voz pausada.

La generosidad

En muchas ocasiones, los pensamientos negativos se

generan por enfocarse precisamente en los aspectos malos que se perciben en la vida.

Eso se puede cambiar cuando se es generoso con los demás. Un primer paso es compartir habilidades con otros, dar consejos cuando alguien los pida,

Los gestos más pequeños y los pensamientos compartidos causan un cambio masivo en las personas.

Controlar la respiración

Las personas que tienen la habilidad para controlar la respiración, tienen el poder para controlar su vida. Esto no es difícil de imaginar, en las ocasiones donde se pierde el control, el patrón de respiración se altera, cuando hay enojo la respiración es más corta y rápida.

Es por eso que controlar la respiración ayuda a controlar también las emociones negativas.

Se puede hacer en un espacio silencioso o en una sesión de meditación, es concentrarse en los movimientos de la respiración, la manera en la que entra y sale el aire del pecho, que sea lento, con armonía y que con cada respiración, comience a generar paz.

Se puede hacer inhalando por la nariz, sintiendo el

aire entrando al cuerpo y llegando a los pulmones, cuando llegue a la parte más profunda, se va soltando por la boca, lentamente, se repite varias veces hasta lograr calmar los pensamientos y lograr la paz interior.

Visualizar el éxito

La visualización es una gran herramienta para imaginar lo que se puede atraer a la vida, visualizar cosas positivas es de gran ayuda.

Las mentes más exitosas de este tiempo, donde se incluye Oprah, Tiger Woods, y Arnold Schwatzenegger, han reconocido utilizar la visualización para atraer el éxito a sus vidas.

Entonces, esto se puede aplicar en la vida de quien lo quiera hacer.

Hacerlo es sencillo, se comienza cerrando los ojos, ahora se debe pensar en un evento positivo del pasado, hay que colocarse en la situación y pensar en las cosas positivas que sucedieron, sintiéndolas y viviéndolas en la mente.

Al abrir los ojos toca darse el gusto de sentir ese estado positivo. Esta es una estrategia que se puede explotar mejor con la meditación.

La meditación

Esta es una de las formas más efectivas para aumentar la positividad. Meditar expande el reconocimiento individual y se hace una conexión con la mente, el cuerpo y el espíritu.

Por medio de la meditación se puede aprender a soltar cualquier emoción negativa que esté causando retrocesos en la conexión con el ser.

Para meditar, se puede hacer en un lugar que sea cómodo y silencioso, hay que sentarse ya sea en el piso o en una silla, pero procurando mantener la espalda recta.

Ahora se cierran los ojos y se comienza a controlar la respiración, tal como en el punto anterior, se respira profundamente, colocando la concentración en la respiración, sintiendo la manera en la que entra y sale el aire lentamente, colocando la mente en tranquilidad y acallando los pensamientos.

Poco a poco la mente se irá silenciando, los pensamientos a veces pueden ser reacios, pero toca dejarlos permanecer, sin presionarlos, que giren en la mente, hasta que se vayan calmando también.

Con la práctica se aprende a silenciar la mente y se

logra el encuentro consigo mismo.

¿Afecta el pesimismo?

Por supuesto. Está asociado casi directamente con la depresión, con los problemas de vínculos y de salud. El pesimismo impide lograr los éxitos y el forjar la confianza en sí mismo.

El pesimismo afecta muchísimo, aunque sentirlo no es culpa de la persona. La genética es responsable, así como el entorno en el que ha crecido el individuo.

Una persona pesimista ve todo como algo catastrófico, se crean en la mente escenarios malos y cada vez más apocalípticos y negativos.

Se tiene la convicción de que nada de lo que haga va a servir para tener una mejor vida, nunca se siente que hay una verdadera competencia, son personas que dicen "para qué voy a intentarlo si igual esto no va a servir".

Son personas que se preparan para lo peor y el convencimiento es tal, que crean trampas todo el tiempo porque la mente se prepara para eso, el problema es que la persona que piensa que no puede, pues no podrá, es necesario cambiar esa mindset.

El pesimismo hace que se genere saboteo, se pierden oportunidades, no se habla cuando hay que hacerlo, se tiene un mal sabor por los sueños rotos y la mente está entrenada para perder.

También genera mal humor, pocos vínculos, poca satisfacción para la vida y entorpece la recuperación cuando se está enfermo.

Afecta la vida laboral, reduce la productividad y destruye la motivación.

Por si esto fuera poco, el pesimismo es contagioso, es algo que no se hace a propósito, pero muchas veces una persona entusiasmada dice una idea y el pesimista lo lleva a tierra y lo llena de cadenas que lo hundes en el fondo del mar.

Está el niño que quiere hacer algo distinto a lo que el padre cree que es correcto y este le asesinada la ilusión, o el otro ejemplo es cuando una persona piensa que la felicidad es una tontería, para qué ser feliz, si el mundo está hecho un caos.

Todos son pensamientos que se forjan en el estilo de vida, en los sentimientos y las palabras.

Esto no es culpa de la persona, es importante recalcarlo, pero vaya que hacen daño.

Hay personas que defienden el pesimismo a capa y espada, lo traducen en ser realistas, pero no, lo que pasa es que el optimismo tiene mala prensa, porque lo toman por ese optimismo vacío donde no hay objetivos para cambiar sino el simple ser optimista y ya, como si fuera un botón que se pasa.

La petición aquí no es que se cambie el pensamiento, pero sí que se reflexione. El pesimismo no es un amigo, causa sufrimiento, lleva a la tragedia, no da seguridad, el pesimismo es una sirena que canta para que el marino vaya a estrellarse contra las rocas.

Ser pesimista no es ser realista, ser pesimista es ver todo como lo peor, cuando se puede ver como algo suficiente y valioso.

Hay dos caminos:

- Seguir dándole alimento a ese pesimismo con las consecuencias que conlleva.
- Buscar aprender a ser más optimista, se puede.

El camino que se elija será el correcto para cada persona y se respeta, claro, cada uno tiene sus consecuencias.

3

ACTÚA POR PROPÓSITO Y NO POR IMPULSO

"*Me he precipitado de nuevo".*

"No debí decir eso".

"Gasté en algo que no necesitaba realmente".

Son algunas frases que se dicen cuando una persona actúa por impulso, los "me arrepiento". La impulsividad puede terminar en un problema para las personas.

Hay que diferenciar el impulso cuando tiene relación con la motivación, con el estímulo que rompe el bloqueo y produce la iniciativa para hacer determinadas cosas.

El impulso para poner en marcha un emprendimiento personal es necesario, pero también lo es ser estratega y hacer algo que se sostenga con el tiempo, con paciencia y determinación se puede lograr, se hace cuando no se actúa por impulso.

Una persona es impulsiva cuando reacciona de manera precipitada y sin meditar las consecuencias que esa decisión puede acarrear. Es poner en marcha conductas que llevan la emoción del momento como impulso.

Esto ocasiona una baja percepción en el control de los impulsos y en muchas ocasiones genera arrepentimiento y culpa.

No se habla solo de cuando se actúa con violencia, se dice lo que no se debía o se gasta de más.

Un emprendimiento personal de cualquier tipo que se va a pique por culpa de una reacción impulsiva, es algo que se lamenta, porque por una acción no meditada se puede perder el esfuerzo de años.

Pero para mejorar esa conducta de impulsividad hay herramientas.

El Dharma y cómo ayuda a actuar con propósito

Dharma, es una palabra de origen sánscrito que significa "ley" o "realidad". El Dharma se utiliza en muchas religiones, especialmente las de origen védico, como el budismo, el hinduismo, sijismo y jainismo.

El ser humano puede elegir cómo y de qué manera quiere sufrir las consecuencias de sus acciones, ahí está el Dharma que caracteriza la naturaleza interior del ser humano y reconoce que hay una ley divina y unos principios morales que se deben reconocer para lograr la perfección y la felicidad en el mundo.

La persona que practica el Dharma se caracteriza por hacerle bien a otros, devuelve felicidad y fraternidad universal.

También desarrolla una conducta con pensamientos y prácticas mentales que ayudan a elevar el ser. Dejando como resultado una felicidad eterna y el alejamiento del dolor.

Activar el Dharma o propósito de vida

El Dharma es una ley, y se puede activar cuando se va a hacer algo, en esos momentos hay que preguntarse ¿cómo ayuda mi colaboración a otra persona? En vez de decir: ¿qué gano con ayudar a otra persona?

Este cambio trae una gran evolución espiritual que

hace que el espíritu se haga presente y apoye las acciones.

Las expectativas que se tengan al comienzo de un trabajo o de un nuevo día, influyen mucho en los resultados que se obtienen, es una actitud que le dice al mundo lo que se espera de él.

En la vida no se tiene la clase de día, de relaciones o tipo de vida que se quiere tener, se va a conseguir la clase de relaciones, día y vida que se espere tener, es un cambio sutil que marca una inmensa diferencia.

Todas las personas quieren tener éxito, siempre, cuando se le pregunta a alguien, esta persona dice que en efecto quiere ser exitoso.

Pero si a esas personas se les pregunta si esperan ser exitosas, de inmediato cambian la respuesta, no lo dicen con la misma convicción. Les aparece la duda y se preguntan si en realidad tendrán lo necesario para poder ser exitosos.

Para lograr poner en marcha el Dharma, hay muchos caminos, algunos con una vía recta, otros se toman con atajos que ofrecen paisajes paradisiacos, lo especial es que se tome el camino que lleve a la satisfacción y la plenitud. Es lograr el gozo de sentir la pasión por un objetivo determinado, con el Dharma se desarrolla la misión en la vida y se colabora en la evolución de la humanidad.

El Dharma puede tomarse como un renacimiento, porque muestra que se tiene un compromiso por aplicar constantemente.

Atrae la abundancia a la vida, ayuda a lograr los pequeños y grandes propósitos con las acciones que se hacen cada día.

La vida es maravillosa y cada quien es líder de su universo, se tiene la posibilidad de ser arquitectos de las oportunidades y lograr enfocar la energía para dirigir el rumbo, para ayudar a los que más lo necesitan.

Y también ayudarse a sí mismo.

La misión y el propósito

En la vida está el propósito y la misión, a veces se mezclan o confunden, es importante hacer una aclaración con ambos para comprender bien sus contextos.

Es importante conocer brevemente un punto sobre cada uno y ver las posibles diferencias, no hay ni buena ni mala interpretación, comencemos por el:

Propósito

Se le conoce también como propósito de vida, que es el objetivo que cada persona ha venido a hacer a este mundo, es lo que el hinduismo llama Dharma, lo acabamos de tocar en el punto anterior.

Entonces, hay que ver si es lo mismo que la misión de vida. Vamos a ponerlo así:

Sé es creyente fiel de que todos tienen un propósito y muchas misiones, se cree que el propósito como ser humano es el mismo: conectar con la versión elevada y mejorada de cada uno, eso que está en el interior de todos y al conseguirlo se pone en marcha para ayudar a los demás y a sí mismo.

Es decir, se delimita la brecha entre el máximo potencial y la persona que se es ahora, es vivir con un propósito y vivir con integridad.

Es un propósito que compartimos todos y que tiene el potencial de convertir a las personas en seres más felices, creando un espacio de armonía a nuestro alrededor.

La misión

Ahora mientras se está teniendo un propósito de vida, se tiene que vivir con integridad en cada momento que se quiera. A lo largo de la existencia se pasan por muchas misiones.

La misión ahora mismo en la vida de una persona puede no ser la misión número 1 que va a tener en unos 5 o 10 años.

Por ejemplo: cuando una persona conoce a otra y ve que es el amor de su vida, entonces pone toda su energía en una dirección, o misión y hace todo lo posible para que estén juntos.

Si esta pareja está separada por unos diez mil kilómetros, entonces se ven ante un reto mayor, pero a punta de misiones pueden lograr estar juntos y hacer una vida en común.

Luego de lograrlo entonces vienen otras misiones, ayudar a las personas a construir un estilo de vida que les llene de pasión para levantarse todos los días, la misión que se tendrá en diez años. Nadie la sabe a ciencia cierta las misiones que irán apareciendo.

El problema y la razón por la que hay que diferenciar misión y propósito es porque muchas personas se enredan con este tema y piensan que no tienen una misión de vida, los demás días son un estado de supervivencia y no son felices hasta conseguir el gran premio que consideran es el punto de la felicidad.

Cuando se vive con propósito, es más fácil tener una vida significativa y feliz, con éxito y a la vez con una misión de vida actual y un conjunto de habilidades y dones al servicio de otros.

Vivir una vida con propósito es más fácil para llevar una existencia con más sentido y felicidad.

Todo se inicia viviendo con un propósito en el aquí y el ahora, esto se puede hacer de esta manera:

Cuando se quiera actuar con propósito o con integridad en los valores toca preguntarse:

¿Qué es lo que una versión más elevada y mejorada de mí haría ahora mismo?

Es una respuesta que llega en poco tiempo, cuando se hace esta práctica constantemente, con paciencia y perseverancia, se va a aumentar el disfrute de la vida, logrando el empoderamiento y sacando lo mejor de cada uno.

¿Importa la diferencia entre Propósito y Misión?

No realmente.

Todo está en cómo se quieran ver las cosas en la

vida. El objetivo de cada persona, es que aprenda que se puede vivir con un propósito aquí y ahora en todo lo que emprende, mientras llega el momento donde se encuentre la misión de vida.

Descubrir la misión

Hay algo que toca tener en cuenta, para que no se olvide, todas las personas poseen un alto o medianamente alto nivel de autoconocimiento, esto quiere decir que tienen el poder de saber quién se es y lo que quiere.

Una manera para descubrir lo que se quiere puede ser llevando un diario. Una excelente herramienta para evaluarse y descubrir los conocimientos.

4

PLANTÉATE OBJETIVOS

*U*na herramienta que es ideal para plantearse los objetivos es la de los objetivos SMART, es un acrónimo en inglés y es ampliamente utilizada en el mundo de las industrias, ya que tiene mucha eficiencia y objetividad.

Es un recurso práctico para quienes quieren lograr la optimización de los objetivos en cualquier área.

En muchas ocasiones el definir los objetivos puede ser la parte más compleja de todo, y se hace difícil para lograr emprender un proyecto o una estrategia nueva.

No es de extrañar que alguna vez se haya tenido la mente en blanco cuando se ha intentado crear algún objetivo nuevo.

Es por eso que se hace necesario ponerse a trabajar cuanto antes para poder desarrollar una guía específica para hacer un gran planteamiento de los objetivos y hacerlos realidad.

Antes de profundizar en las estrategias, es mejor conocer un poco más lo que es esta herramienta, con algunos ejemplos que reflejen su significado.

Tener objetivos claros es el gran paso para lograr el éxito, eso no puede olvidarse nunca.

El primer uso de este término se debe a George T. Doran, quien en el año 1981 publicó un pader con el nombre "There´s a S.M.A.R.T. way to write management´s goals and objectives.

SMART, en inglés significa inteligente, esta metodología permite no olvidar los elementos clave a la hora de redactar un objetivo eficaz.

SMART es un acrónimo de 5 palabras o elementos que se irán explicando a continuación:

- Specific (eSpecífico)
- Measurable (Medible)
- Achievable (Alcanzable)
- Relevant (Relevante)
- Time-bound (a Tiempo)

Hay algunas variantes de SMART que le dan otros significados a cada una de las letras según se utilicen.

Variantes de la metodología

Specific (eSpecífico) – eStratégico, Significante.

Measurable (Medible) – Motivador.

Avievable (Alcanzable) – Aceptable, Acordado, Alineado con la estrategía.

Relevant (Relevante) – Real, Razonable, orientado a Resultados.

Time-bound (a Tiempo) – Tangible, con Tiempo.

Ventajas de los objetivos SMART

Los objetivos SMART se entienden fácilmente. Se basan en establecer metas que se puedan alcanzar. De esta manera se puede saber claramente si el objetivo ha sido alcanzado o concluido.

Cuando se redactan los objetivos, hacen las veces de guía a lo largo de todo el proyecto.

Se definen objetivos, lo que permite que un grupo de trabajo pueda identificar las metas y asignar tareas y responsabilidades a cada miembro.

Lo primero que hay que tener en cuenta es que los

objetivos tienen que ser claros, es la licencia que conduce al éxito.

¿Cómo hacer objetivos reales?

Hay que ver cada una de las cinco características que pueden faltar en el momento de redactar un objetivo inteligente.

Específico (Specific)

Cuando se definen los objetivos SMART, estos no deben ser ambiguos, sea que se fijen metas personales o se trabaje junto a un equipo de trabajo bajo la forma de empresa o una agencia determinada.

Una manera ideal de conseguirlo, es que se redacte un objetivo específico respondiendo a la mayor cantidad de preguntas posibles:

- Qué: se hace en detalle lo que se quiere lograr con el objetivo.
- Cuál: se incluyen los posibles obstáculos reales que puedan impedir lograr ese objetivo.
- Quién: es la persona asignada para lograr ese objetivo, puede ser algo delegado a un tercero, en muchos casos es la misma persona que redacta.

- Dónde: Si la ubicación es relevante para cumplir con un objetivo no se debe olvidar el sitio.

Ejemplos:

El objetivo errado: aumentar las ventas para el mes de agosto.

El Objetivo SMART: aumentar las ventas de determinada línea de productos en un 15% para el 30 de octubre del año en curso en todo el territorio nacional. Es una responsabilidad que corresponde a la gerencia del departamento de comercialización.

Medible (Measurable)

Cuando no se mide el progreso de un objetivo no se sabe cuánto falta para poderlo alcanzar, los objetivos SMART tienen que ser cuantificables.

Cuando se está redactando un objetivo tienen que colocarse estas preguntas:

- ¿Cuántos? ¿Cuánto?
- ¿Cómo saber que se ha cumplido con la meta o el objetivo?

La medición es hacer seguimiento al proyecto y saber cómo va.

Ejemplos:

Objetivo errado: aumentar el nicho de clientes jóvenes en las compras en nuestra tienda online.

El objetivo SMART: Aumentar el nicho de clientes de compra en nuestra tienda online en un 15%, al público objetivo, los usuarios entre 15 y 30 años. Más otros datos o nombre del target.

Alcanzable (Achievable)

Cuando se hace un objetivo se tiene que pensar detenidamente si es algo posible de alcanzar.

Los objetivos realistas tienen que animar a seguirlo llevando a cabo, no puede causar desaliento hay que formular las preguntas:

¿Será que se tienen las habilidades y herramientas necesarias para lograrlo?

¿No habrá una etapa o paso anterior que no se esté haciendo?

Si no puede medirse no puede gestionarse.

- ¿Cómo se puede alcanzar una meta?

- ¿Qué tan posible es lograr esa meta?

Ejemplos:

Objetivo errado: aumentar las visitas al ecommerce en un año.

Objetivo SMART: aumentar las visitas al ecommerce de 5 mil a 10 mil por mes para poder lanzar un servicio nuevo, con fecha límite para el 30 de noviembre del otro año.

Relevante (Relevant)

Un objetivo para que pueda ser relevante tiene que estar de acuerdo a toda la estrategia de lo que está haciéndose, sea a nivel de marca, empresa o personal.

Estas son preguntas necesarias:

- Por qué: hay que preguntarse el para qué de algo que ayuda a darse cuenta si se trata o no de un objetivo importante, se le debe dar prioridad a los que realmente son importantes.
- ¿Es importante el objetivo individual para toda la estrategia?
- ¿Es el momento correcto para plantear el

objetivo?

- ¿La persona encargada de esta estrategia es la correcta? ¿Soy la persona ideal para esto?
- ¿Se adapta el objetivo a la realidad o contexto en el que estoy?

Ejemplos:

Objetivo errado: aumentar los vendedores para vender más.

Objetivo SMART: aumentar la cantidad de vendedores de 5 a 10 antes del 30 de octubre para poder aumentar en un 100% las ventas en tal región de tal país.

Tiempo límite (Time-bound)

Es clave que se establezca una fecha para cumplir con un objetivo, esto suele ser más difícil cuando se habla de metas personales, cuando se es individual es cada uno el que controla lo que se hace y a veces llega la tentación de hacer trampa.

Es importante poder fijar un marco de tiempo para evitar que las tareas se pospongan por otras que parezcan muy urgentes.

Cuando se formula un objetivo SMART hay que preguntarse:

- ¿Cuándo debe estar listo? Hay que ponerle fecha límite.
- ¿Qué debo hacer hoy, mañana, pasado...? Evitar emergencias o urgencias.
- ¿Qué debo hacer en seis meses? Evitar apagar incendios en seis meses.

Ejemplos:

Objetivo errado: aumentar los afiliados al blog de la empresa.

Objetivo SMART: crear un lead-magnet gratis de 30 páginas ofreciendolo en la web antes del 30 de octubre para que se puedan pedir datos de contacto contra descarga, el nombre y su correo. Así se aumenta en un 5% mensual la cantidad de suscriptores al boletín informativo del negocio.

Hacer un objetivo SMART de manera inteligente es la diferencia entre fracasar o tener éxito.

5

ENFOQUE Y CLARIDAD: CÓMO LOGRARLO

*E*l enfoque y la claridad son claves en la búsqueda del éxito y crecimiento personal. Para comenzar es clave ver qué es el enfoque.

El enfoque

Fijándose en la RAE, el enfoque es la acción de dirigir la atención o el interés a un asunto o un problema, pueden ser unos hechos previos, buscando la manera de resolverlos de manera acertada.

Entonces fijándose en esto el enfoque es tener clara la meta y actuar para resolverla sin distracciones.

El enfoque es una característica que tiene que ejercitarse para poder alcanzar los propósitos planteados, cuando se tiene claro el objetivo, las acciones se pueden lograr.

No importa el tiempo que quite hacerlo, lo que realmente importa son las pequeñas acciones que se pongan en marcha.

Un ejemplo claro de enfoque lo demostraron Steve Jobs y Mark Zuckerberg, ellos tenían claridad en su idea revolucionaria y trabajaron hasta lograrlo.

Tuvieron tropiezos, claro, eso es normal en todo emprendedor, pero jamás se rindieron, ellos no se conformaron con el primer boceto, sino que siempre estuvieron trabajando por pulir su manera de hacer las cosas.

Cada día le agregaban algo adicional, bueno, actualmente Facebook, Instagram y WhatsApp siguen teniendo actualizaciones y novedades, estas tres marcas son de Mark. Aunque ya logró el éxito siempre está apostando por pulir más sus plataformas y mantenerse actualizado. No se conforma.

Esto lo consigue gracias al enfoque.

Beneficios de tener enfoque

Cuando se está enfocado se logra:

- Tener mayor coherencia en las ondas cerebrales.
- Se le da prioridad al centro de atención en el sector de la realidad que interesa.
- Se tiene claridad en lo que se quiere y se puede conseguir y se puede buscar más fácilmente cuando se tiene menos dispersión y más energía.
- Los movimientos son más refinados y cada vez más buenos y con menos esfuerzo.
- Se optimizan los recursos, se consigue más habilidad y las conductas se van mostrando con más eficiencia.
- Aumenta el placer y la satisfacción al estar entregado a lo que se hace.
- Se puede ser mejor en esa área y es un modo sostenible en el tiempo, se optimiza con el rendimiento.
- Se ahorra en recursos de tiempo y esfuerzo.
- Aumenta la calidad de lo que se hace y se reducen los desperdicios las fallas y las lesiones.

Cómo lograrlo

Con cualquier técnica de relajación, meditación o

respiración se puede conseguir la habilidad del enfoque.

Se puede practicar en el presente, empezando una actividad donde haya concentración en el aquí y en el ahora. Hay que observar la respiración y así se puede predisponer a estar plenamente en el presente.

Otra manera, es imitando el ejemplo que genera inspiración.

Se puede aprender a focalizar la atención en lo que se necesita a cada momento de la vida personal o profesional, de este modo se puede tener un nivel constante de excelencia.

La claridad

La claridad mental es básica para poder conseguir la felicidad y mejorar la calidad de vida.

El cerebro funciona como un mono hiperactivo en una selva, va de un lado a otro, con problemas hipotéticos, con dificultades. Las famosas frases "y sí", "qué pensará", "qué pasará".

Esos son los pensamientos que se quedan allí instalados, esas frases que elucubran historias que solo nacen en la mente y no salen de allí. Es una ruleta rusa sin salida.

Hay que enseñar al cerebro y a la voz interior a que sea una guía y no un enemigo que cause saboteo constante, no se puede parar de pensar o dejar que la voz y los pensamientos trabajen y actúen.

En el momento en el que se logra un objetivo se aprende a vivir con más calma, paz y felicidad.

Maneras de conseguirlo

Una manera, es aprender a estar en el aquí y en el ahora. Muchas veces se la ha dado vueltas a un problema pero al final se ha resuelto de la manera más fácil que se esperaba.

El humor que se utilice para resolver los problemas también es clave, ver las cosas con mejor humor ayudará a que todo se resuelva más fácil.

La otra herramienta es la mente principiante, esto en psicología significa que no se sabe lo que va a suceder se ve todo como un aprendizaje y se afronta la situación como un estilo de aventura donde la mente del experto no tiene posibilidades.

Cuando un principiante actúa tiene mil ideas fluyendo y está abierto a aprender y ser más activo.

- Pararse y respirar hondo analizando lo sucedido.
- Ver las emociones que se tienen y la razón de su presencia.
- Desmontar esas ideas limitantes, aceptando o cambiando las situaciones, por ejemplo la necesidad de buscar aceptación o la opinión de otros.

Teniendo esto claro, ya sabes entonces cómo poner en marcha el enfoque y la claridad.

6

HÁBITOS POSITIVOS PARA CULTIVAR AUTODISCIPLINA DIARIAMENTE

*L*os hábitos positivos ayudan a que se pueda generar una buena autodisciplina. Es importante conocer cuáles de todos los hábitos son los más importantes a considerar para que se pueda mejorar un poco más cada mañana:

Dormir bien

Dormir es algo que muchas personas no toman en cuenta con seriedad. Dormir mal o dormir bien es importante para cuidar el cuerpo.

Tanto a nivel físico como psicológico, no tener un buen descanso tiene consecuencias negativas en el cuerpo y cerebro. Esto favorece además el desarrollo de enfermedades.

A nivel físico, cuando se tiene un descanso inadecuado provoca cansancio, pérdida de la atención, somnolencia y problemas para concentrarse.

También el pensamiento se ralentiza y la irritabilidad fluye fácilmente.

A nivel psicológico la derivación crónica del sueño favorece el desarrollo de enfermedades como depresión y ansiedad.

Una de las causas frecuentes de la fragmentación de un descanso nocturno es la apnea de sueño, este es un riesgo importante de sufrir hipertensión o infartos al miocardio, así como ACV´s.

Un sueño de calidad es un sueño que es continuo, sin despertarse en medio de la noche, hay que asumir que la cama solo es para dormir, no para quedarse con el teléfono móvil o viendo la televisión y menos para comer.

Hay que establecer una rutina del sueño, acostarse todos los días a la misma hora para que el cuerpo se acostumbre y a esa hora pida dormirse, esto favorece la conciliación del sueño y este mejora considerablemente.

Si hay problemas para dormir, se puede salir de la cama por unos veinte minutos, para evitar estar en la cama dando vueltas y desesperándose cada vez más porque no se concilia el sueño, porque al final llegan las emociones de la frustración y el nerviosismo.

Una buena salud del sueño ayuda a mejorar la disciplina porque se mantiene cada día alerta y lleno de energía.

La alimentación

En cuanto a la comida por lo general se tiene hábitos muy arraigados, algunos son buenos, como el tomar desayuno cada mañana.

Otros no tanto, como el de dejar el plato limpio o tener un plato gigante que se llene hasta arriba.

Muchos hábitos se adquieren desde la niñez, pero nunca es tarde para modificarlos y mejorar la alimentación, porque el comer demasiado puede causar pesadez, obesidad, molestias del estómago y ralentiza el raciocinio.

Tener por costumbre comer poco puede causar que se tenga una mala nutrición y esto causa que la concentración y la capacitación falle.

Hay que tener un equilibrio saludable.

Capacitarse

Es salir de la zona de confort de lo que ya se sabe y se conoce para explorar otros caminos y aprender más.

Capacitarse es una oferta muy amplia y variada, una persona que está en un emprendimiento o en lo que esté, puede buscar las formas de capacitarse constantemente, tomar cursos, ir a seminarios, participar en webinars, todo lo que permita que se adquieran nuevos conocimientos.

Hay que dejar atrás ese paradigma de que se sabe todo y no hay nada nuevo para aprender. Siempre se puede aprender algo nuevo.

Hay que invertir tiempo productivo en capacitarse, o sea se tiene que estar centrado en lo que se elige ahora mismo para sacar el mejor provecho.

Hay que poner ese conocimiento en marcha para practicarlo en lo cotidiano, día tras día. De este modo puede aplicarse en lo que se está haciendo.

La capacitación constante es un gran hábito que puede combinarse con lectura de todo tipo de material y abrirse como un abanico a cualquier tema que esté relacionado con lo que se está emprendiendo o lo que genere cultura general para posibilidades en un futuro, la idea es abrirse a oportunidades y no solo quedarse enfrascado en una.

7

ACTIVIDADES FÍSICAS QUE TE AYUDARÁN CON LA AUTODISCIPLINA

Se tiene la certeza que vivir en sedentarismo es nocivo para la salud, genera toda una cantidad de enfermedades que son tan graves que pueden llevar a una persona a la tumba.

Es fácil comprobar esto, viendo la manera en la que son los que hacen un deporte y quienes son sedentarios.

Hacer ejercicios aeróbicos, salir en bicicleta, caminar o correr, tienen efectos fisiológicos en donde se muestran los beneficios del ejercicio físico.

El sistema cardiovascular también se ve beneficiado con el deporte, ya que provoca un aumento en la capacidad motora del corazón, esto comporta a su vez una reducción de la frecuencia cardiaca en reposo, esto quiere decir que aumenta la circulación de la sangre por los capilares y la cantidad de glóbulos rojos.

Todo esto deja un mayor rendimiento físico en la persona, causándole menos consecuencias y logrando una mejor recuperación.

El ejercicio es beneficioso ya que regula los valores en sangre con los triglicéridos y el colesterol malo.

En cuanto a la capacidad de los pulmones se puede aumentar el oxígeno que entra en ellos.

También ayuda al crecimiento de algunas fibras musculares que no se han desarrollado como sucede con alguien sedentario.

Esto causa que las personas que hacen ejercicio puedan soportar más una rutina que una que no que no ha conseguido aún la resistencia.

La actividad física ayuda a que se equilibre el apetito y se tenga un mejor funcionamiento del aparato digestivo.

En cuanto a la mente, una persona que hace ejercicio, como tiene más oxigenado el cerebro puede actuar razonar y actuar mejor.

Una persona sedentaria puede terminar siendo un poco más lenta para actuar, esto según estudios donde se refleja que una persona que hace ejercicio es más proactiva a actuar que una que no hace.

Por tanto para poder desarrollar una salud mental saludable es necesario que se haga ejercicio, se debe incluir entre los cambios que genera la autodisciplina.

8

ORGANIZACIÓN, ORDEN Y PLANIFICACIÓN: CLAVES PARA LA AUTODISCIPLINA

*M*uchos estudios demuestran que las personas que tienen autodisciplina son más felices.

Las personas que tienen un mayor grado de autocontrol pasan menos tiempo sopesando si deben o no satisfacer esa conducta perjudicial para su salud o sus objetivos.

Pueden tomar decisiones positivas con más facilidad y no permiten que los impulsos o los sentimientos dispongan de sus elecciones, en su lugar toman decisiones equilibradas dejando como resultado que se sientan con más satisfacción en sus vidas.

Hay conductas que pueden servir para aprender a

desarrollar la autodisciplina y ganar fuerza de voluntad.

Cuando se está en la búsqueda de controlar los hábitos y tomar mejores decisiones se pueden tomar estas acciones que son eficientes y ayudan a mejorar la disciplina:

Tener consciencia de las debilidades

Todas las personas tienen debilidades que tienen efectos particulares en cada una de ellas. Puede ser desde pensar en fumar hasta consumir alimentos chatarra en exceso. Son acciones que causan una adicción y es necesario tratar.

Hay que reconocer los defectos que se tienen sin importar cuáles son. Muchas personas pretenden no mostrarse vulnerables o buscan esconder que lo son.

Hay que tener certeza de lo que se padece, de otro modo no se podrán vencer.

Eliminar las tentaciones

Se saca de la vista, se saca de la mente, esto puede parecer una tontería pero no lo es.

Cuando se eliminan las tentaciones se reduce la posibilidad de caer en ellas. La autodisciplina comienza a mejorar cuando se va reduciendo ese elemento que provoca deseo.

Por ejemplo: si se quiere comer más saludable entonces se tiene que tirar la comida chatarra y no comprarla, y desechar los cupones que echan por debajo de la puerta los dueños de los negocios de comida.

Si se quiere mejorar la labor se tiene que reducir el uso de las redes sociales, cerrar el navegador y poner lejos el teléfono móvil para no caer en la tentación de usarlo.

Esta es una manera también para mejorar el enfoque y buscar el éxito dejando alejadas esas malas influencias.

Metas claras y un plan de ejecución

Cuando se quiere lograr el autocontrol se tiene que tener una visión clara de la meta por alcanzar, se debe tener una idea de lo que es el éxito y saber a dónde se va. No saber a dónde se va es desviarse fácilmente del camino.

Contar con un plan claro, marca los pasos que se dan para lograr los objetivos. Hay que averiguar quién se es y de lo que se está hecho.

También se puede crear un mantra personal para mantener el enfoque, las personas exitosas usan esta técnica para lograr lo que se proponen.

La autodisciplina se alimenta a diario

No se nace con disciplina, es un comportamiento que se va aprendiendo en el camino, los padres se encargan de decir qué se tiene que hacer, luego la escuela y así se edifica la disciplina.

Aunque no es solo cumplir normas de otros, es aprender a cumplir las propias.

Es una habilidad que se va desarrollando con el ejercicio diario y de manera repetitiva, es como ir a un gimnasio a hacer pesas, la fuerza de la voluntad y la autodisciplina requieren de la perseverancia para lograr el éxito.

Mientras va pasando el tiempo, puede ser más complejo ser capaz de mantener la fuerza de voluntad activa. Entre más grande sea la tentación más difícil será dar la cara a otras tareas que requieren autocontrol y autodisciplina.

Es por eso que se tiene que trabajar a diario en la construcción de ella.

Hábitos simples

Crear hábitos y ser disciplinado puede ser algo que aburra con el tiempo, el enfocarse en todo lo que hay que hacer puede ser frustrante, pero para que esta situación no termine causando intimidación, se puede lograr por medio de pequeños pasos, con metas pequeñas, pasitos que lleven a los objetivos. Esto en vez de cambiar todo de una vez.

Se puede hacer una cosa de manera consistente y así se puede tener en la mente lo que se quiere dominar.

Un ejemplo es cuando se está buscando hacer ejercicio, la manera para empezar es invertir unos quince minutos al día y gradualmente ir aumentando la frecuencia.

Si se busca mejorar la alimentación entonces se puede cambiar la lista de compra por una más saludable, de este modo se cocinará más sano.

Se puede hacer una lista que se agrande a medida que se vaya logrando la capacitación para ello.

Cambiar la percepción de la fuerza de voluntad

Un estudio de la Universidad de Stanford, afirma que la cantidad de fuerza de voluntad de una persona se determina por lo que concibe.

Si se piensa que se tiene poca fuerza de voluntad,

entonces es posible que no se superen los límites y no se puedan lograr las metas.

A lo mejor las ideas sobre la fuerza de voluntad y autocontrol no se determinan, cuando se logra eliminar este tipo de obstáculo subconsciente, entonces se puede conseguir lo que se propone.

Es una manera de darse un impulso adicional para la motivación que se requiere para alcanzar las metas.

El plan B

En psicología esto se le llama la intención de implementación para elevar la fuerza de voluntad. Una persona es invitada a una fiesta donde va a haber mucha comida y casualmente ahora está controlando su alimentación.

Una persona con fuerza de voluntad enfrenta eso sabiendo que en vez de detenerse en la mesa de la comida, prefiere socializar y controlarse en la alimentación.

Tener un plan ayuda a que la mente se prepare para el control necesario para esa situación, se ahorra energía cuando no se tiene que tomar una decisión repentina basada en las emociones.

Una recompensa

Se puede dar un obsequio de algo que cause emoción. Es como cuando un niño recibe un caramelo por portarse bien. Se puede pensar en algo que motive para lograr tener éxito.

Se pueden anticipar los beneficios, entonces además de pensar en el resultado de eso que se emprende, que puede resultar denso y difícil de lograr, también se piensa en ese premio, así la motivación aumenta.

Perdonarse y avanzar

Incluso cuando se tienen las mejores intenciones los planes definidos pueden fallar. Es normal, no hay que sentir culpa por eso.

La vida trae altibajos, éxitos increíbles y fracasos rotundos. La clave es nunca detenerse.

Cuando hay tropiezos se tiene que reconocer que este sucedió y seguir adelante. No hay que dejarse envolver por la culpa ni por la ira, ni por la frustración. Todo esto solo arrastrará a impedir que se alcance el progreso.

Hay que retomar el juego y enfocarse en las metas.

9

EVALÚATE CONSTANTEMENTE

*E*ste capítulo habla sobre esa evaluación que tiene que tenerse para saber si las cosas están llevándose bien.

Se puede tener un archivo donde se coloquen las cosas más importantes que se van a realizar durante el día o el tiempo que se desee marcar.

Además se le colocan las métricas de desempeño que se usan a diario para evaluar las metas más importantes.

Un ejemplo: pararse a diario a las 7 de la mañana y meditar en el día.

Al final del día se marcan las metas logradas y las que quedaron por hacer.

Al final de la semana se ve el análisis de cómo fue la semana y el desempeño que se logró y se saca el porcentaje que se tuvo.

Por ejemplo 50 actividades, y solo se hicieron 45, se hace la regla de tres y el porcentaje es el de 90% de logro.

Tener metas es el primer paso para hacer visible lo invisible.

Este diario ayuda a tener una visión de cómo va el avance semanal y saber las áreas donde se tiene que mejorar.

Si se quiere seguir este método entonces hay que hacerlo con honestidad, nada de marcar lo que no se ha hecho, sino se pierde todo porque no se podrá hacer una evaluación de cómo va el desempeño real.

Revisar los hábitos

Dentro de la evaluación constante no se puede olvidar revisar los hábitos que pueden estar afectando el crecimiento y el alcance de los objetivos, estos son algunos hábitos a revisar:

Las compras

Hay personas que llenan el carro del supermercado

por inercia y hay quienes toman en cuenta lo que están comprando y evitan llevar cosas innecesarias.

Cuando se habla

Hablar determina la persona que se es. Mejorar el lenguaje y la manera en la que se verbaliza y se da uso de la palabra es importante para mejorar cada día. Esto también tiene que evaluarse.

Hay personas que usan los "el", "este", y las muletillas que terminan afectando, una persona que se expresa correctamente es alguien que causa una buena impresión inmediata, así como sucede con alguien que no sabe modular y habla atropellando su lenguaje.

Los distractores

Para mejorar la disciplina, se tiene que trabajar en eliminar los distractores o más que eliminarlos controlarlos.

Se tiene que dejar de lado el correo electrónico, las redes sociales, el teléfono móvil y todo lo que pueda distraer de los objetivos que se estén haciendo.

Puntualidad

Este es un hábito ausente en muchos. No ser puntual

muestra que se es despreocupado y puede ser considerado incluso como desconsiderado.

Hay personas que no pueden evitar tener este mal hábito, pero es algo que debe mejorarse porque ser puntual es señal de una persona autodisciplinada que respeta el tiempo de los demás.

Los tics nerviosos

Muchas personas padecen tics nerviosos por la ansiedad, antes de controlar los tics, se tienen que tratar los detonantes de ellos.

Pero estos tics no pueden descuidarse, comerse las uñas, tirarse el pelo, pellizcarse y todo lo que sea tic tiene que revisarse durante el proceso de mejorar la disciplina.

El teléfono móvil

Ver la pantalla del teléfono móvil todo el tiempo se ha convertido en un vicio. Es una señal de inestabilidad emocional, esto es una señal de adicción al móvil y se debe controlar, se consigue cuando se puede mantener al margen el teléfono mientras se cumplen con los objetivos.

Tener un plan de seguimiento de metas y objetivos es importante, porque de este modo se le puede hacer un seguimiento a todo lo que pueda estar deteniendo los objetivos que se hayan planteado.

Hay que fijarse siempre en los hábitos que se trabajen o se hayan trabajado para reducir las posibilidades de que estos aparezcan de nuevo y detengan los proyectos que se estén haciendo.

10

CONSTANCIA, COMPROMISO Y RESPONSABILIDAD CONTIGO MISMO: INGREDIENTES FINALES

*P*ara poder lograr cumplir con los requerimientos que exige un proyecto personal o en un negocio, se tiene que practicar mucho con las habilidades y hacerlo con toda la voluntad posible.

Hay muchos métodos para lograrlo y poder avanzar en el entrenamiento, pero algo es indispensable y se tiene que tener en cuenta, nunca hay que estancarse, se trata de ser constante.

La constancia es la base que sostiene la práctica, independientemente de la intensidad con la que se haga la actividad rutinaria, hay que hacerlo con disciplina para asegurar llegar a la meta.

Ventajas de la constancia

No se tiene que practicar por 8 o 12 horas diarias, se puede hacer una vez al día por un par de horas, con el tiempo se va a dominar cada aspecto.

Se puede mantener siempre al tanto de las tendencias, no solo se tiene que ser constante con las rutinas impuestas sino que para poder avanzar se tiene que ser positivo y mantenerse conectado con las noticias que se dan respecto a la profesión o el área de estudio.

Cada experiencia donde se falle y no se llegue a la meta no importan, porque también hay muchas que logran el éxito.

Jugar con las probabilidades y ponerlas a favor no está mal, entre más se intente es mejor.

En el mundo hay muchas personas que quieren lograr los objetivos para tener sus cosas, pero no se les ve trabajando para alcanzarlas, son solo deseos que se quedan en deseos por años y terminan en resentimientos.

¿Qué se está haciendo para poder cambiar lo que se quiere para la vida?

Si la respuesta es nada, entonces se hace necesario

una evaluación para ver en qué se puede mejorar, de seguro hace falta ponerle autodisciplina a la vida.

Ya se sabe que la autodisciplina es algo que se puede desarrollar para llegar a ser un verdadero experto en el autocontrol y tener la fuerza mental para hacer las cosas que se tienen que hacer, incluso cuando no se tenga la motivación para hacerlo.

Hay infinidades de consejos pero estos son los clave que deben tomarse en cuenta:

El porqué

Es la razón por la que se quiere cambiar, la razón para hacerlo, es suficiente para que en un momento dado de debilidad pueda tenerse presente que vale la pena el esfuerzo.

Enfocarse en una sola cosa a la vez

Hay que poner el corazón y todos los sentidos en los que se está haciendo, estar totalmente enfocado en esa tarea para que salga lo mejor posible.

Esto es algo que puede desarrollarse, por ejemplo se puede concentrar en el lavado de dientes, en bañarse, en la respiración, en la comida y los bocados que se comen.

Hay que dedicar la atención ininterrumpida a las actividades por periodos cortos de tiempo.

Luego cuando se esté trabajando, el enfoque será mejor y los resultados más beneficiosos.

Hay que ser crítico con los razonamientos

Como se salió a correr por 4 kilómetros entonces ahora este dulce se puede comer. Este es un pensamiento común que sabotea el esfuerzo.

Hay que ser consciente de que estas frases de auto-engaño solo alejan el objetivo final.

Aplaudir los logros

Se deben valorar los logros pequeños que se consiguen, el mantener el escritorio ordenado, el haber hecho una llamada molesta, el no beber en exceso, el haber hecho un kilómetro más de trote, dejar el cigarrillo, etc.

Todo lo que sea beneficioso se tiene que aplaudir, es una manera de motivarse a ir por más.

Paso a paso

Los cambios exigen tiempo para adaptarse, hay que tomar los desafíos pequeños, como llegar con cinco minutos de antelación a un compromiso.

Cuando se haga hay que ver la sensación que se tiene, si es de satisfacción entonces se puede guardar esa sensación para los momentos donde la debilidad aparezca a sabotear.

Disfrutar

A lo mejor actualmente eso parece imposible, pero no lo es. Considerar que pararse una hora antes para salir a correr te dará un día maravilloso es un motivador para salir feliz a diario.

La idea es disfrutar cada proceso, pasárselo bien. Es la mejor manera para que se puedan incorporar en la vida diaria los planes para mejorar.

Tener ilusiones, metas y objetivos es elemental en la vida, cuando se comienza el año nuevo, se suele intentar hacer nuevos propósitos se tiene deseos, proyectos. Muchas veces hay frustración porque todas esas metas no llegan a concretarse, porque se va el enfoque en otras cosas.

En ocasiones llega la frustración y no da la oportunidad de alcanzar nuevas metas, a veces se buscan resultados pero no se cambia nada. La constancia y el esfuerzo son dos valores que van de la mano.

La constancia es la fuerza que impulsa al logro de las

metas que se proponen y el esfuerzo que permite que se gestionen las dificultades.

Hay que trabajar la constancia porque esto puede parecer poco importante pero es clave para lograr el éxito en la vida, la manera de fomentarla es sentir la motivación y sentirse atraído para lograr nuevos propósitos.

Todos los proyectos que se emprendan tienen que estar relacionados con la esencia, con lo que se quiere lograr para que sea más fácil alcanzarlo.

Hay que confiar en uno mismo y entender que errar es parte del camino, es la manera de aprender a avanzar y si a veces las cosas no salen bien, igual puede servir para ir a por los objetivos.

Entonces, si se emplean bien los objetivos se puede ir por ellos y se puede ver de manera más madura lo sucedido para avanzar y superarlo.

Una metáfora: una vez un par de ranas cayeron en un envase con nata, ambas se dieron cuenta que se empezaban a hundir, no podían nadar ni flotar. Esto era una arena movediza para ellas.

Ambas sentían que se hundían más y más a medida que luchaban, una de ellas dijo que era imposible salir, voy a morir, no hay que prolongar este sufrimiento para qué lucho por esto si igual moriré.

Dejó de patalear y se hundió.

La otra rana era más perseverante, terca, dijo que por nada del mundo podría dejarse hundir, sentía que iba a morir, pero moriría luchando, no se dejaría vencer.

La rana siguió en su lucha por horas y esa área donde estaba chapoteando al final se volvió mantequilla y la rana sorprendida dio un salto y llegó al borde del recipiente, y se allí salió y se fue feliz saltando y croando.

Las grandes cosas de la vida se consiguen saltando, luchando y nunca rindiéndose. Las mejores cosas de la vida se han logrado con ranas que no se han dejado hundir aunque todo pareciera que estaba en su contra.

La vida es un desafío, pero hay que seguir intentándolo.

Las cosas no se logran de la noche a la mañana, requieren de trabajo duro y mucho esfuerzo, pero se logran si se tiene la perseverancia para lograrse.

Tener perseverancia lleva a alcanzar las metas sin rendirse.

Cuando se hace así, la autodisciplina se enciende y es el motor que conduce al éxito.

CONCLUSIÓN

Se puede apreciar entonces que la autodisciplina es fácil de conseguir si se tiene el deseo real de aplicarla en la vida y en el día a día.

Solo necesita hacer una observación para revisar esos malos hábitos que puedan tenerse y empezar a modificarlos por unos que vayan más acordes a los objetivos que se tienen.

La autodisciplina exige que se pongan en marcha todos los elementos clave para poder facilitar conseguir los objetivos.

Exige que se definan metas con solidez, además no es solo definirlas, es ponerlas en marcha y luego de ponerlas en marcha tener una revisión constante de estas para hacer los correctivos necesarios.

Es por ello que para emprender cualquier objetivo se tiene que hacer con la disciplina necesaria para aumentar las probabilidades de éxito.

Este trabajo quiso demostrar que es posible mejorar la autodisciplina día a día, que solo requiere del deseo de cada uno.

Entonces la interrogante es:

¿Se tiene el deseo de poner la autodisciplina en marcha para cambiar lo que toque cambiar y emprender los esfuerzos necesarios para alcanzar los sueños?

De la respuesta dependerá el futuro.

www.ingramcontent.com/pod-product-compliance
Lightning Source LLC
Chambersburg PA
CBHW031908200326
41597CB00012B/548